COUDRIN– l'enfant noir

Le code de la propriété intellectuelle n'autorisant aux termes des paragraphes 2 et 3 de l'article L.122-5, d'une part, que les copies ou reproductions strictement réservées à l'usage privé du copiste et non destinées à une utilisation collective et, d'autre part, sous réserve du nom de l'auteur et de la source, que les analyses et les courtes citations justifiées par le caractère critique, polémique, pédagogique, scientifique ou d'information, toute représentation ou reproduction intégrale ou partielle, faite sans le consentement de l'auteur ou de ses ayants droit ou ayants cause, est illicite (article L.122-4). Cette représentation ou reproduction, par quelque procédé que ce soit, constituerait donc une contrefaçon sanctionnée par les articles L.335-2 et suivants du Code de la propriété intellectuelle.

CRISE SUR CRISE 4

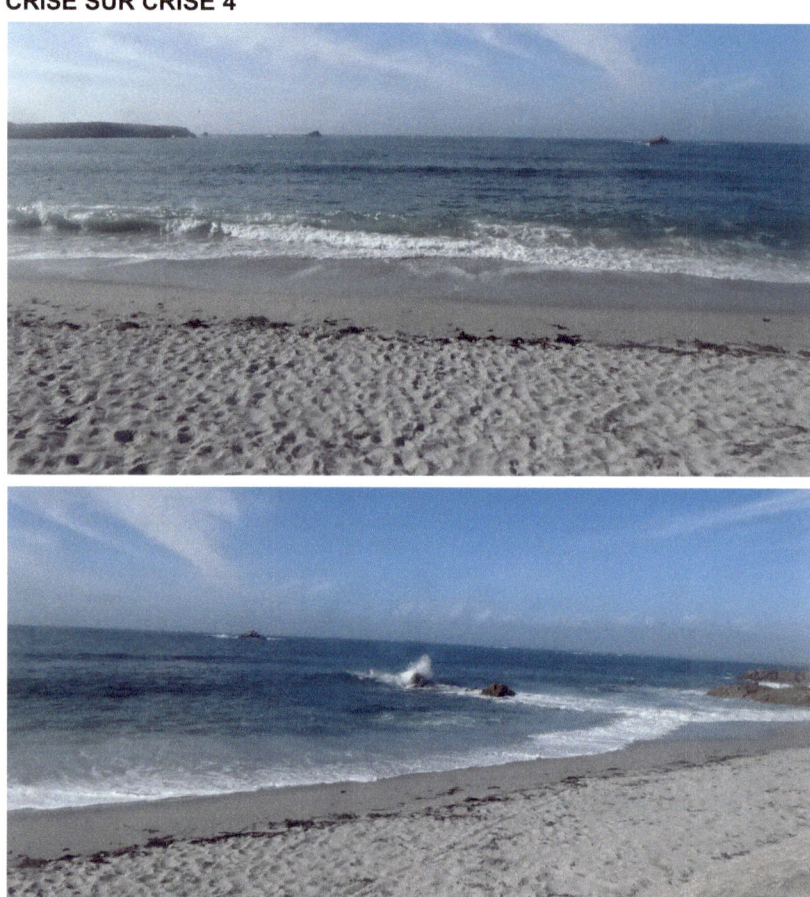

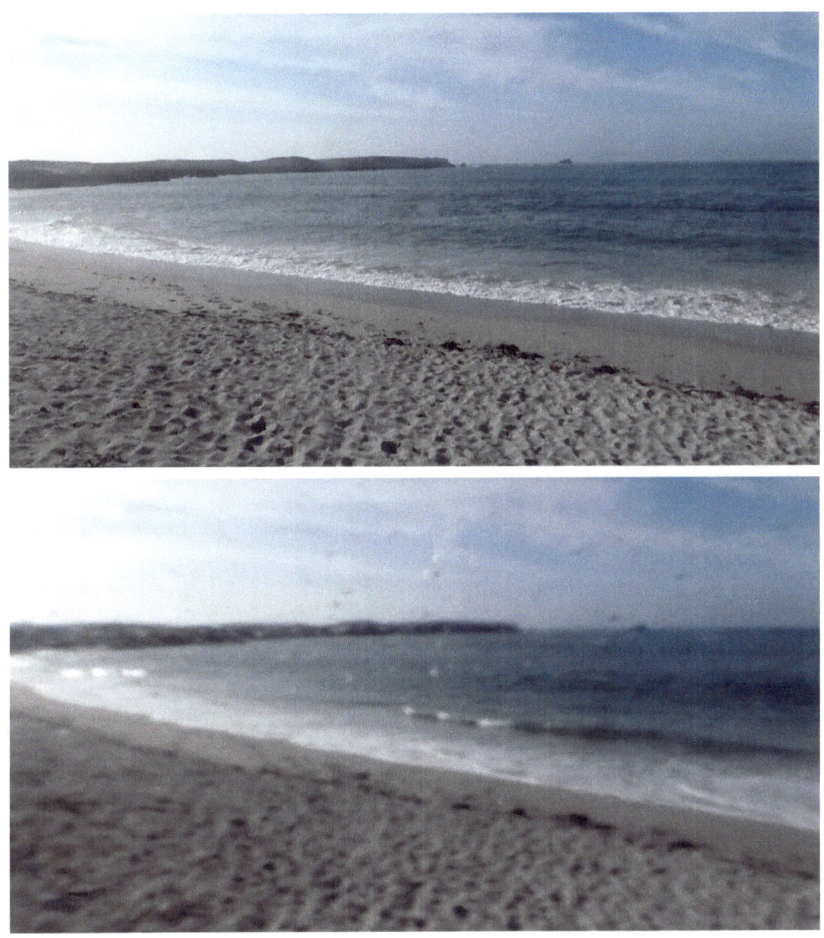

CHAPITRE 1 REUNION

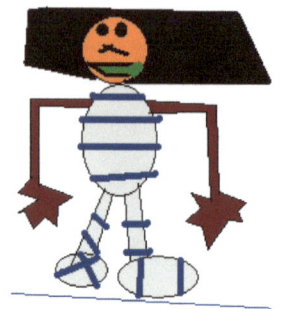
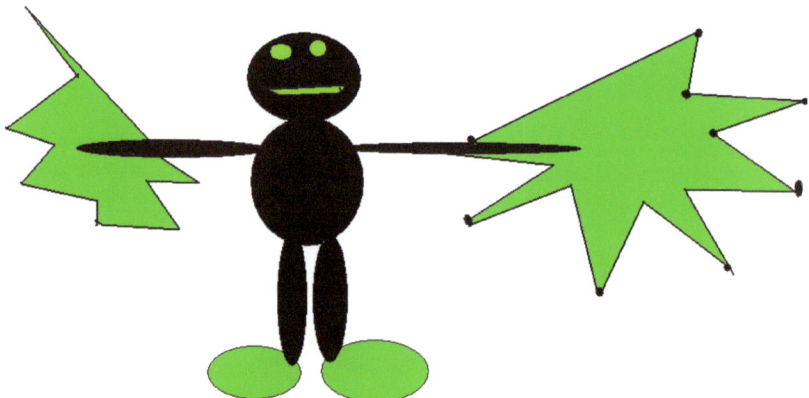

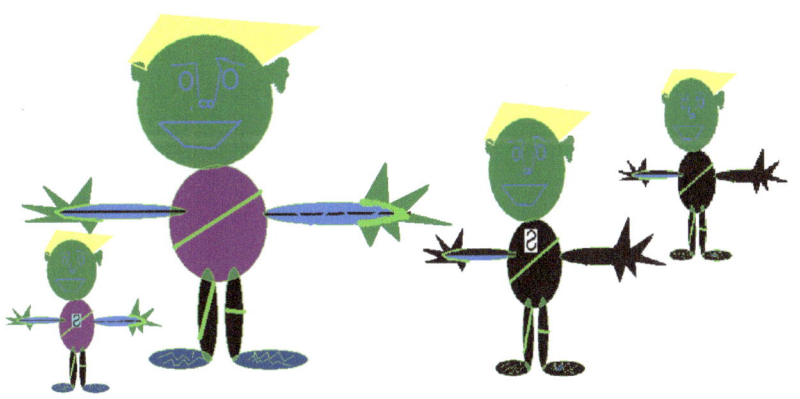

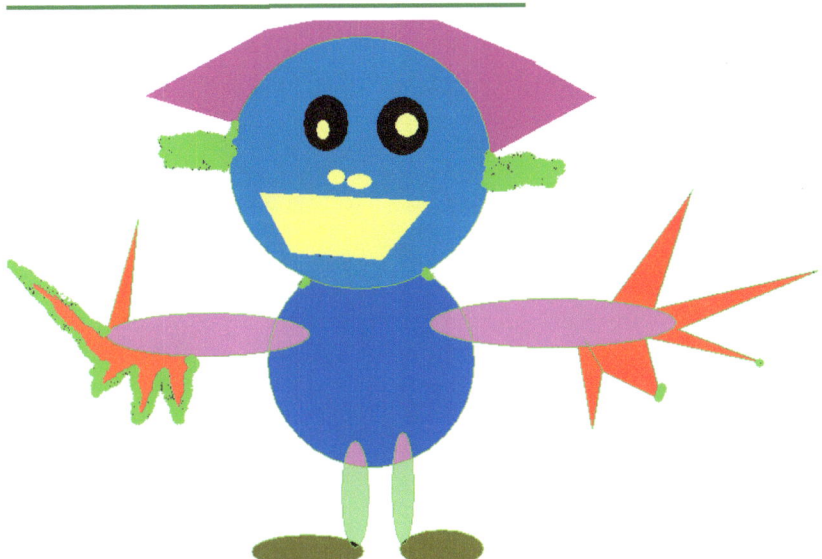

bon les équipes

 KART

P TIT ANGE NOIR

LES 4 JUMEAUX MALÉFIQUES

LES 5 RAPIDOS

LES 6 DIABLOTIN

LES JUMEAUX ANGE NOIR

JUMEAUX ENCRE NOIR

LES 2 p'tit diables numéro 1 et 3

FLEURS

LES 5 DETARCHES

EQUIPE FAIL

EQUIPE JUMEAUX BOSSEUX

EQUIPE ANGEVIN

LES 5 BEAUX-GOSSE

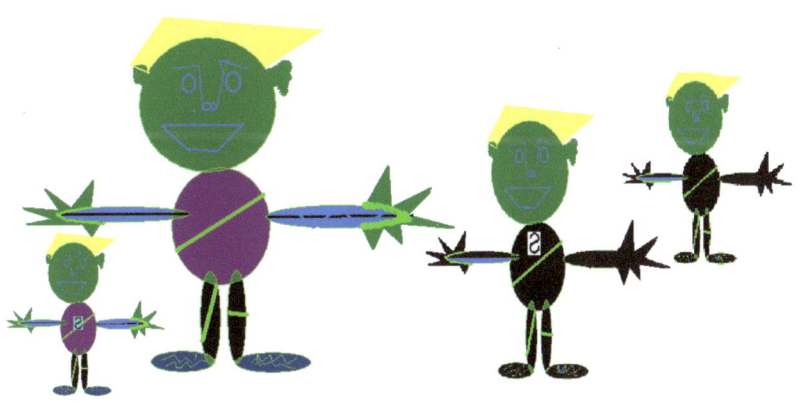
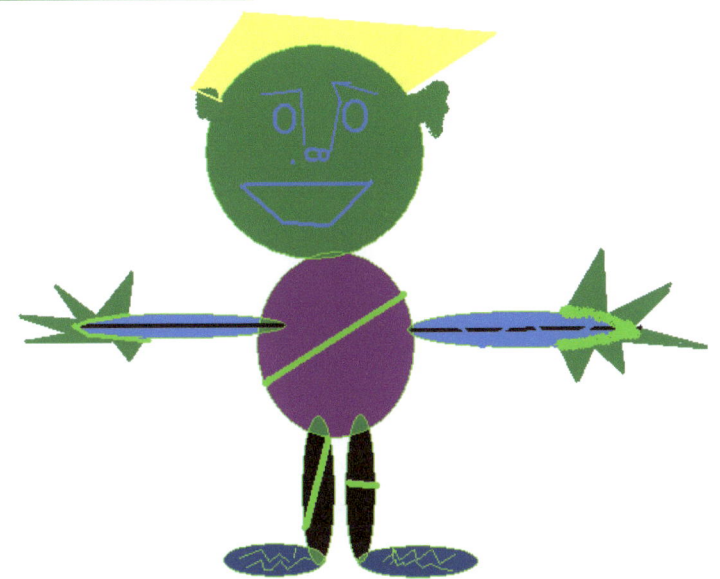

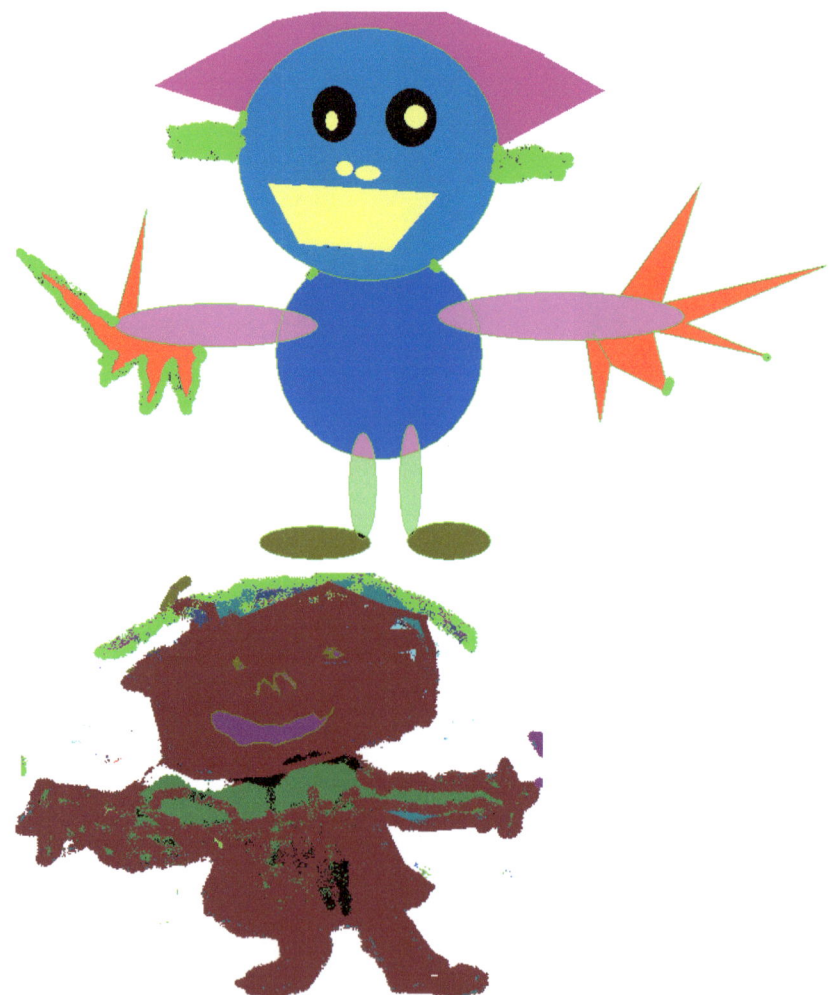

on vous a rassemblé aujourd'hui
pour vous informer que vous
êtes tous envoyés dans la maison
de repos oui on ne vous laisse pas le choix.

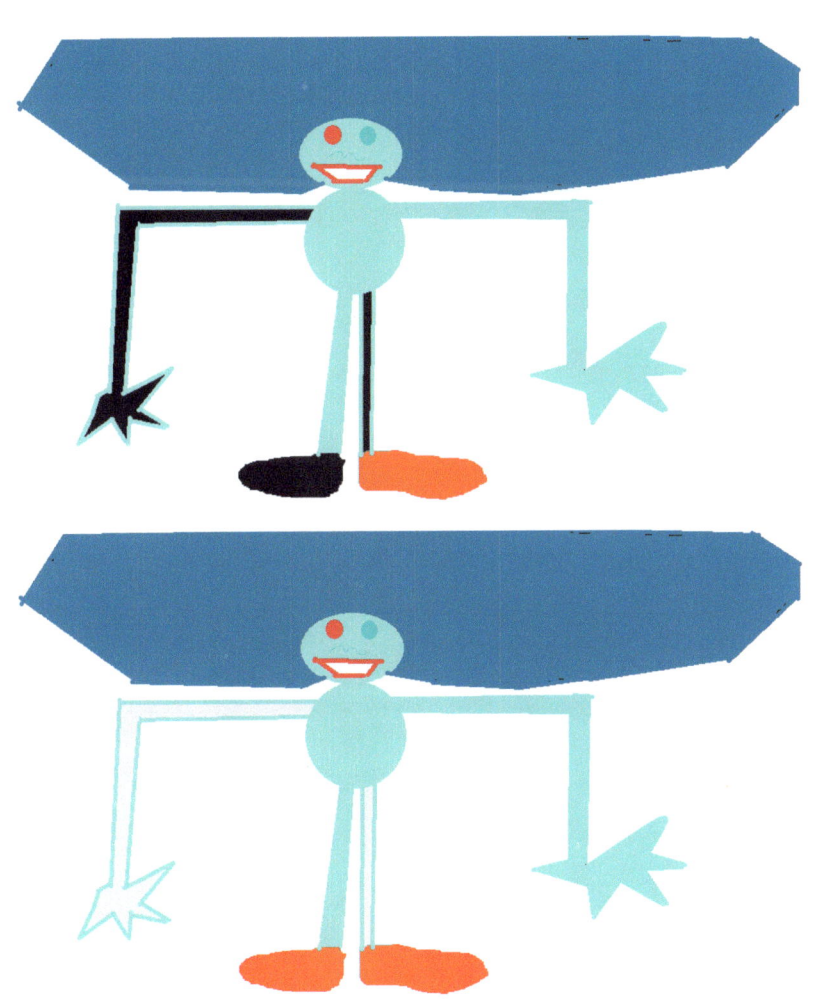

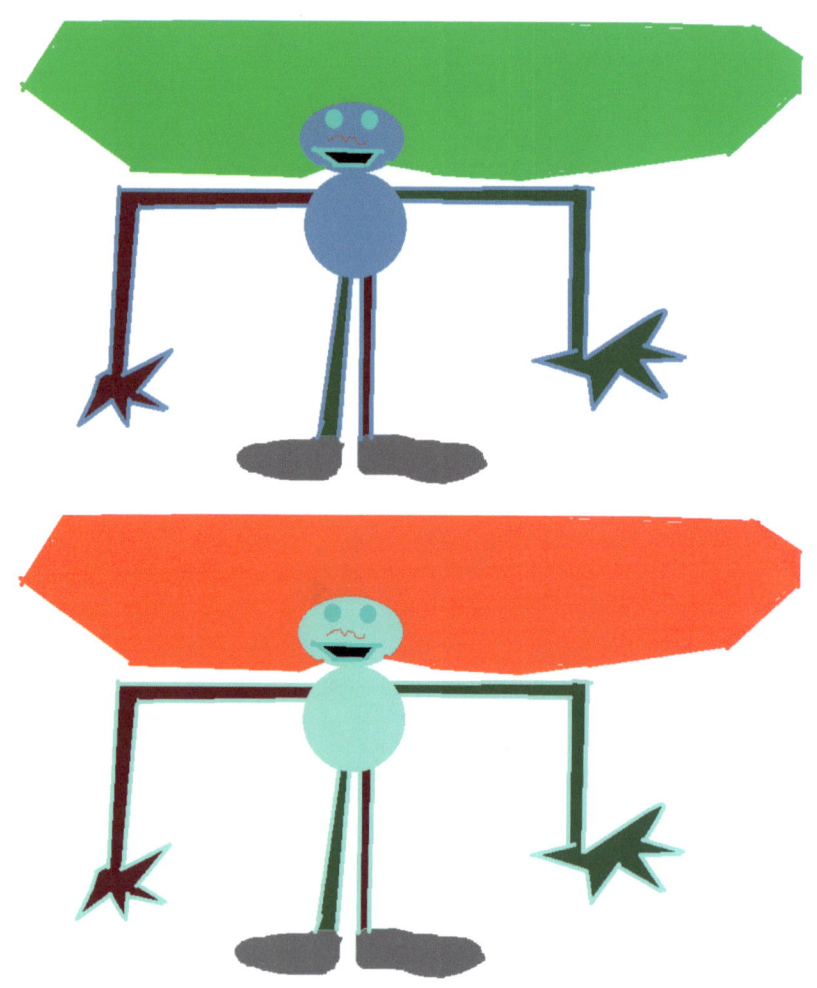

CHAPITRE 2 les jumeaux p'tit diables numéro 2

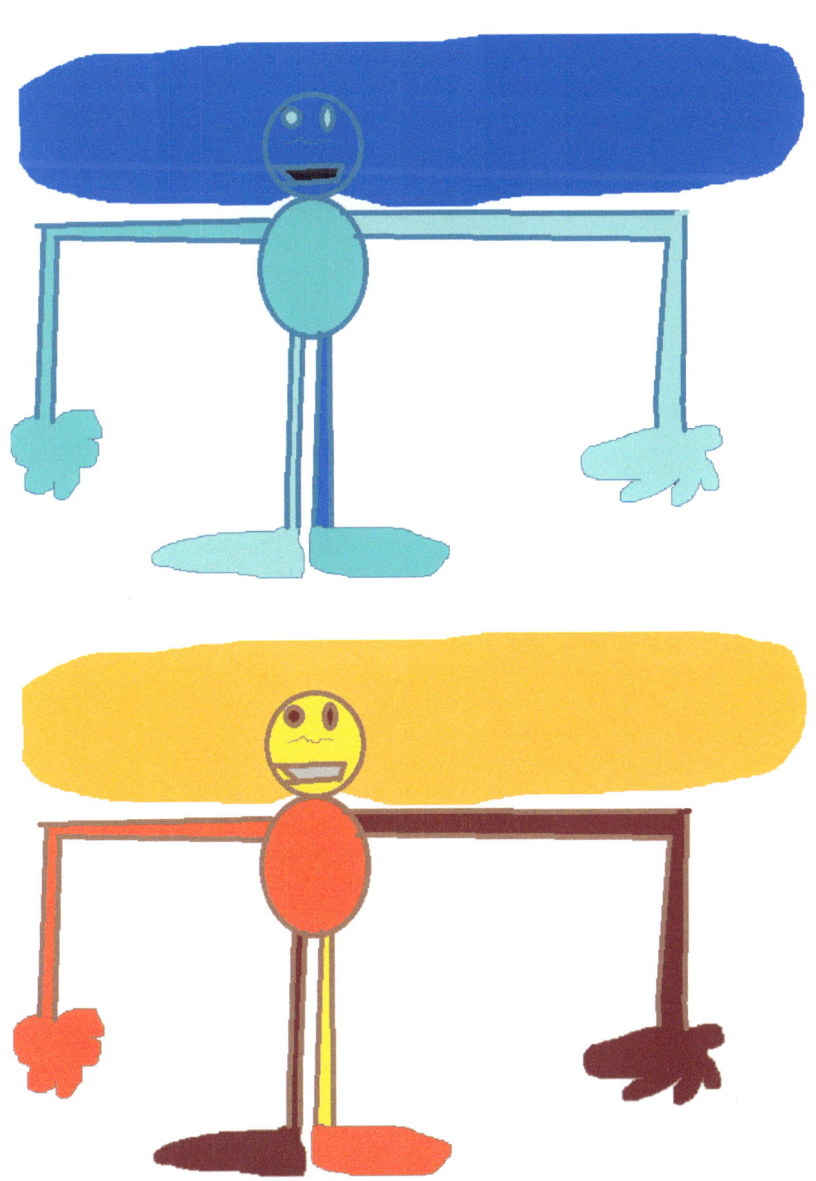

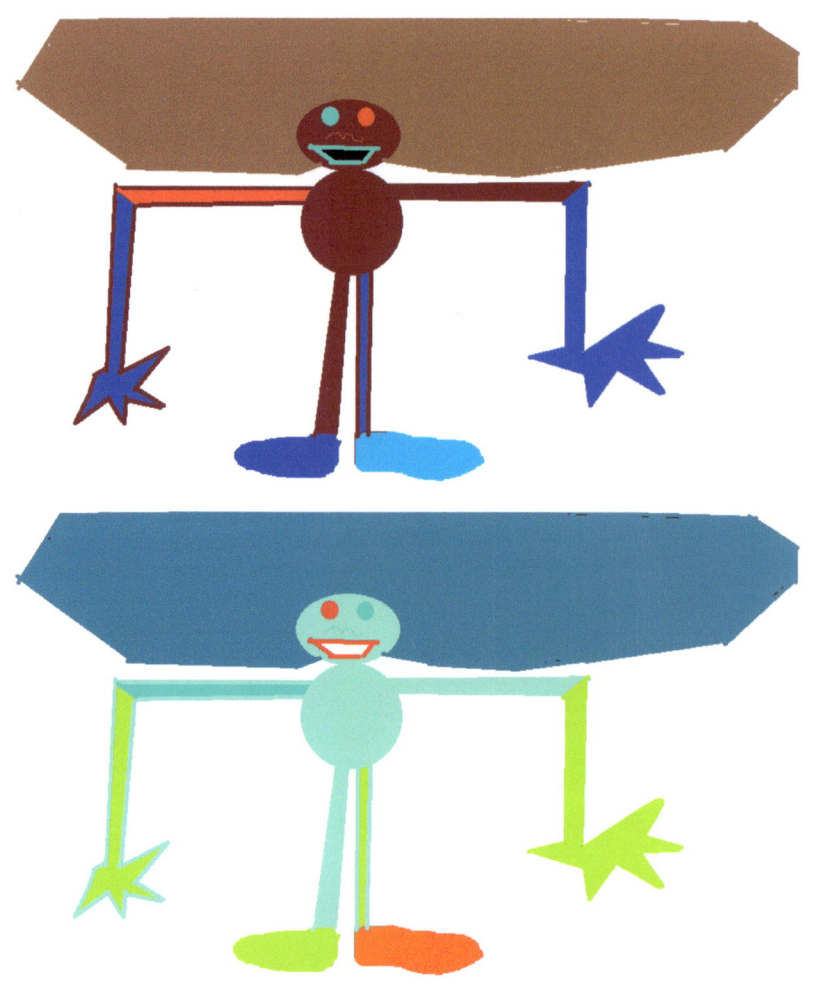

BON les jumeaux p'tit diables
numéro 2 on a beaucoup de
taf voila pour qu'elle motif
on a fait 2 équipes

LES 4 BEAUX JEUNES ADOS

vous prenez en charge les AUBERGE ANGEVIN et l'auberge des jumeaux BOSSEUX vous avec pas mal de document a trié TONTON 1 reste avec vous pour gérer les document entrant et sortir de partient .Les jumeaux p'tit diables numéro 2 vous prenez les papiers et les document administratif vous resté avec TONTON 2 vous prenez les document des cliniques JEANNE LE RET et cette après-midi les document de JEANNETTE LE RET vous faite tous journée continu on a pas mal de chose a gérer et à faires l'inventaires des équipement fonctionnelle et HS.

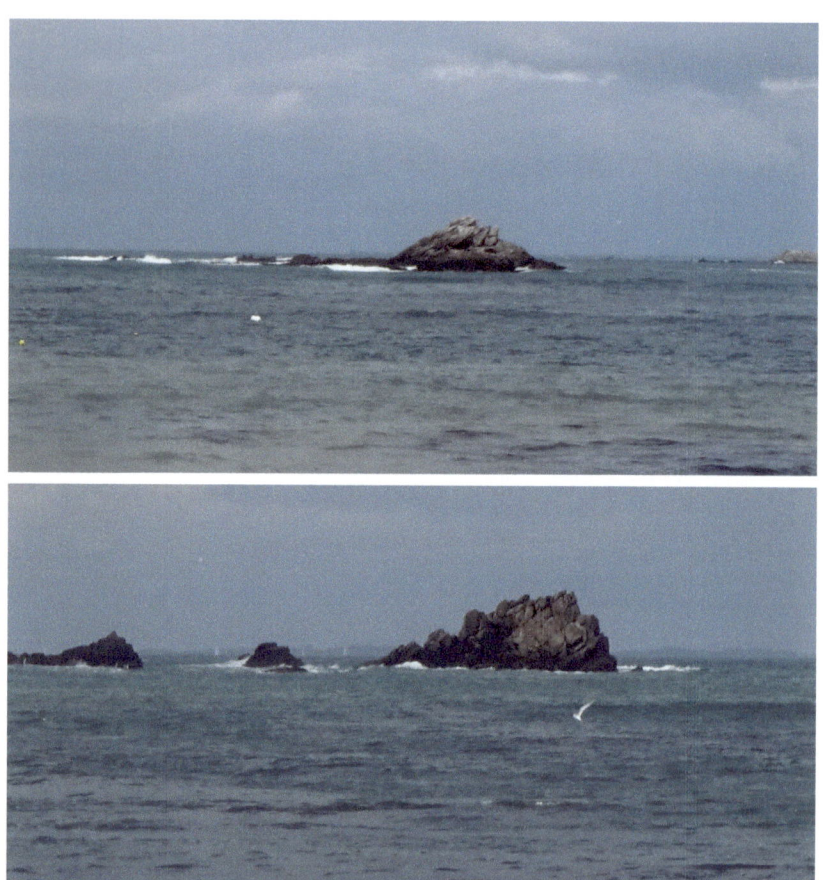

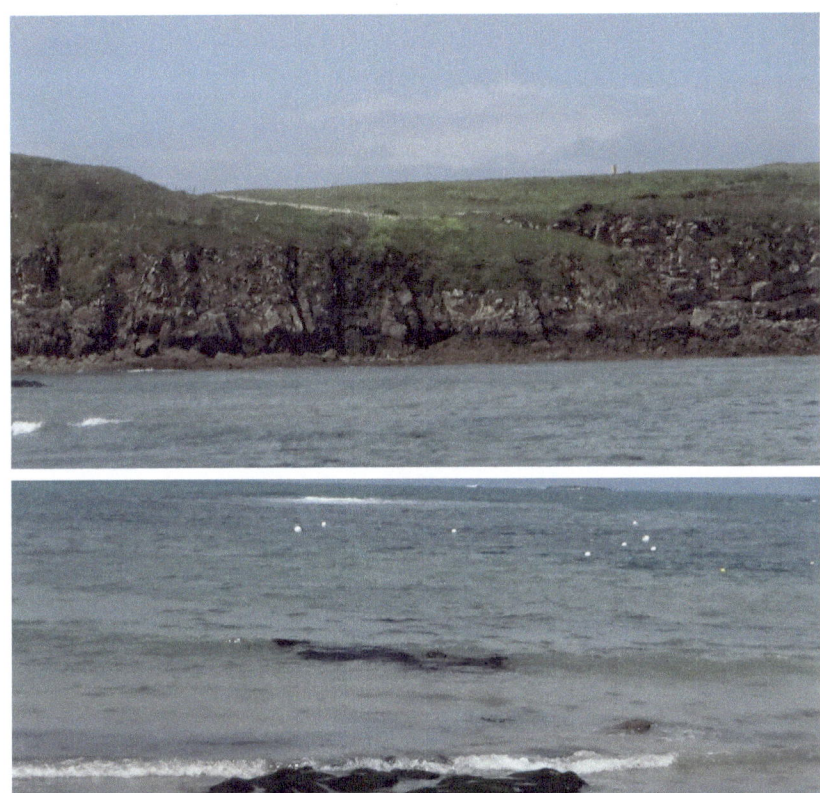

CHAPITRE 3 BOULOT

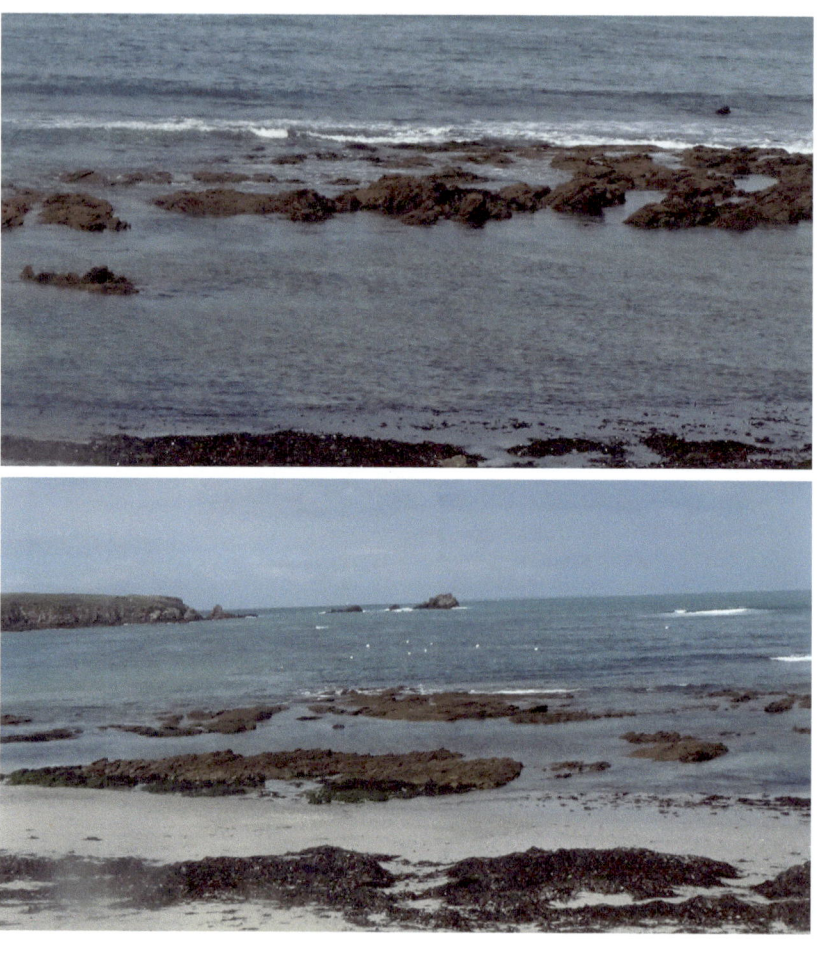

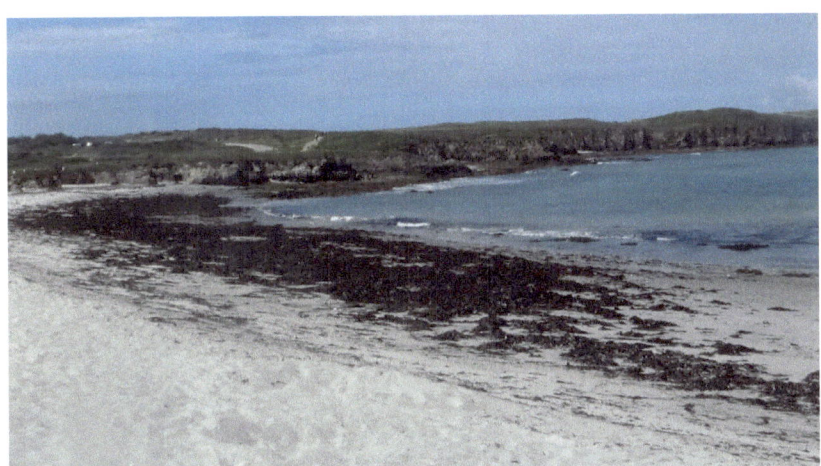

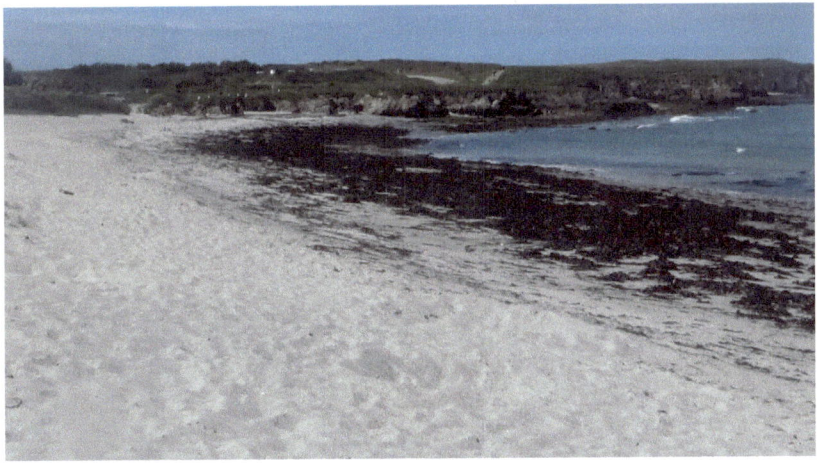

OUF enfin pleins de caisse de dossiers enfin terminé et des dizaines de dossier numériques rangé et déclaré au service de l'état ils sont pénible à perdre des dizaines de dossiers tout ça grâce au tous numériques enfin heureusement que

nous somme tous des extraterrestre
sa aurais été la merde ci on étais humains.

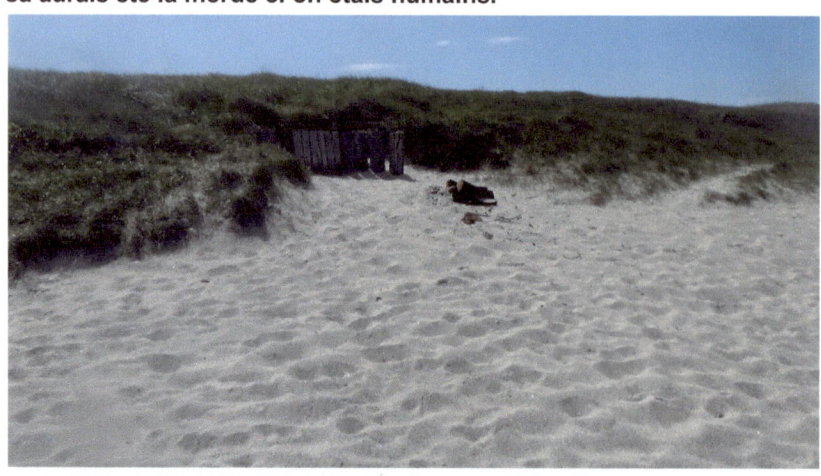

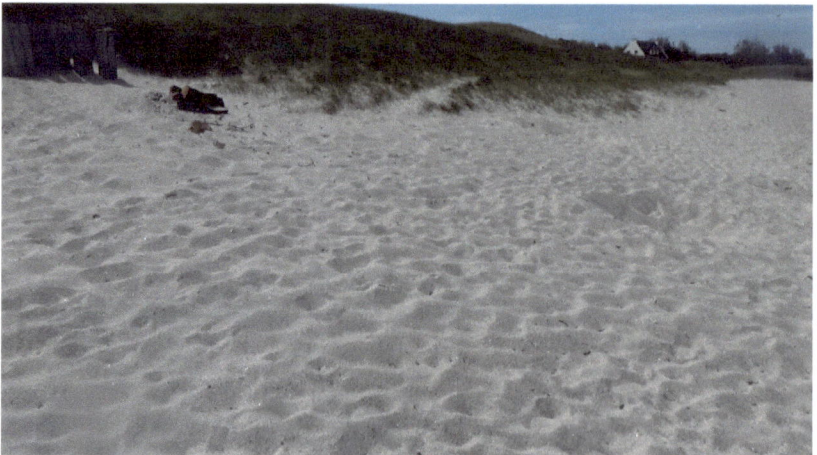

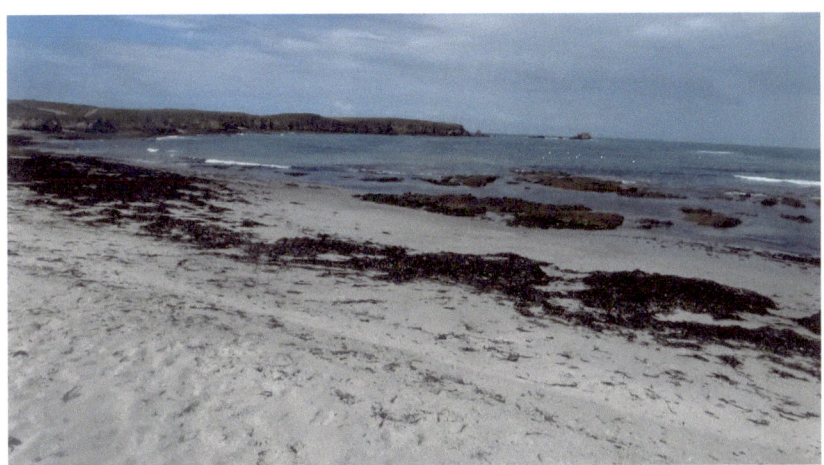

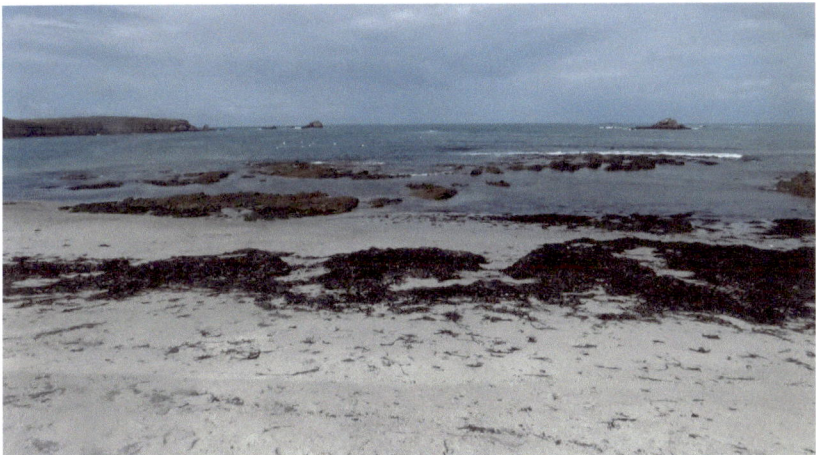

CHAPITRE 4   TERMINÉ

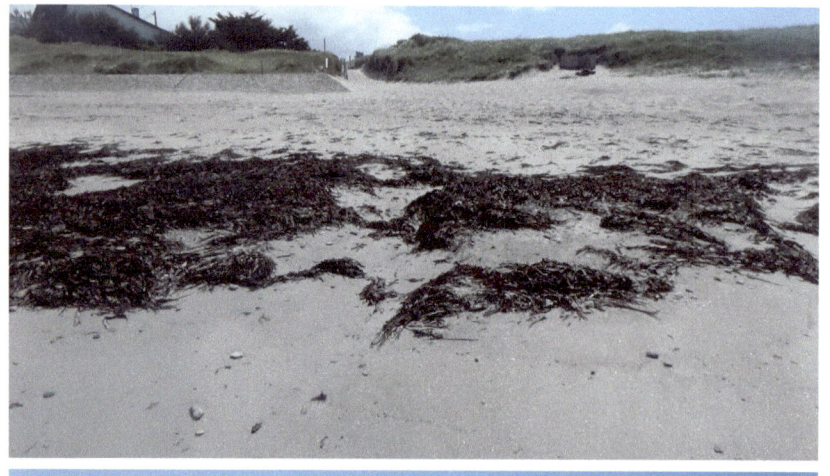

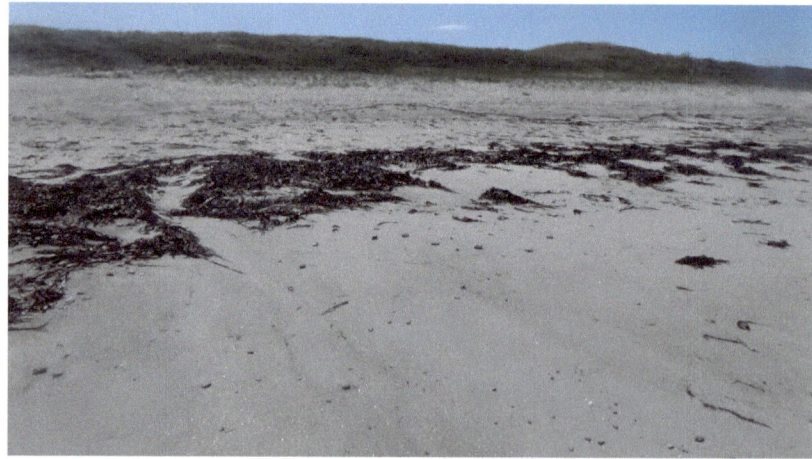

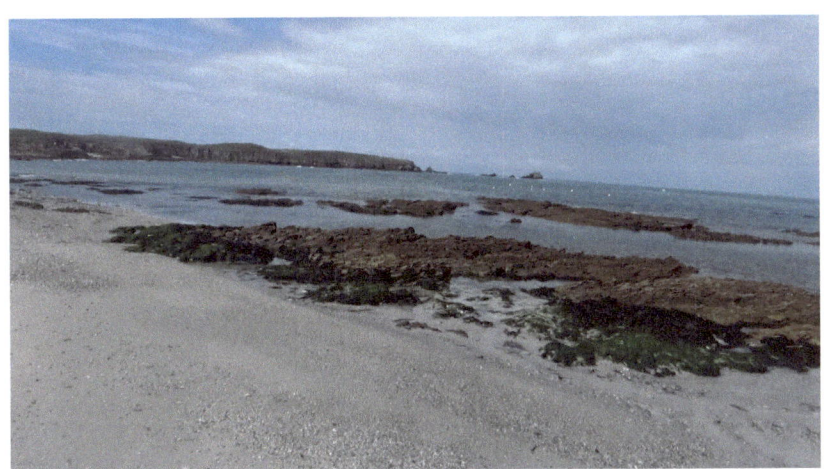

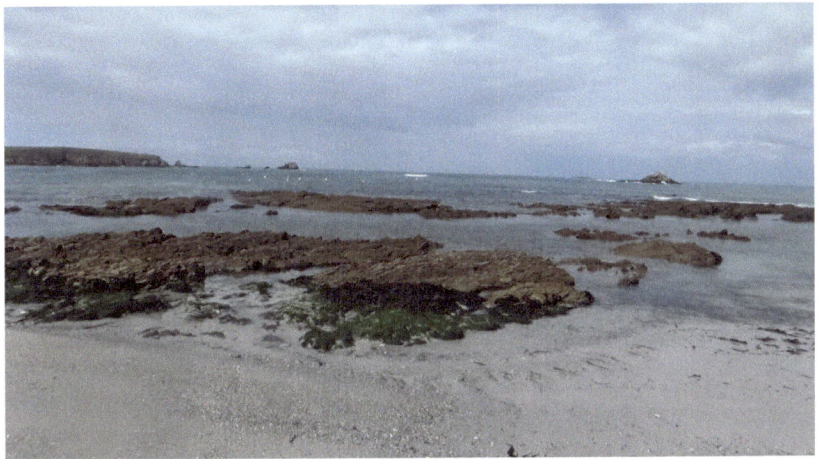

OUF Allée les jumeaux p'tit diables et équipes

LES 4 BEAUX JEUNES ADOS

direction la plage du fozo par
de discussion on va enfin pouvoir
 se reposer et passer a autres
chose et puis on va enfin sortie

de ces cliniques

GHROUM

OUFF merci à celuis qui nous a téléporté allée le premier a l'eau a gagné le droit de reste debout jusqu'à 23h50

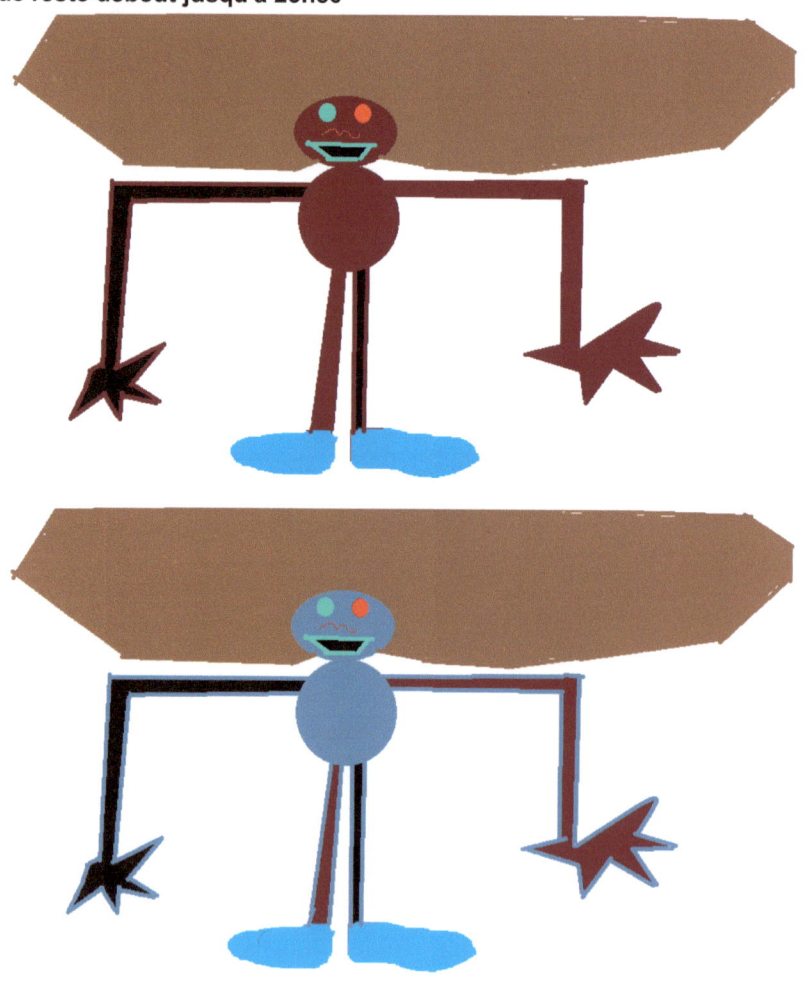

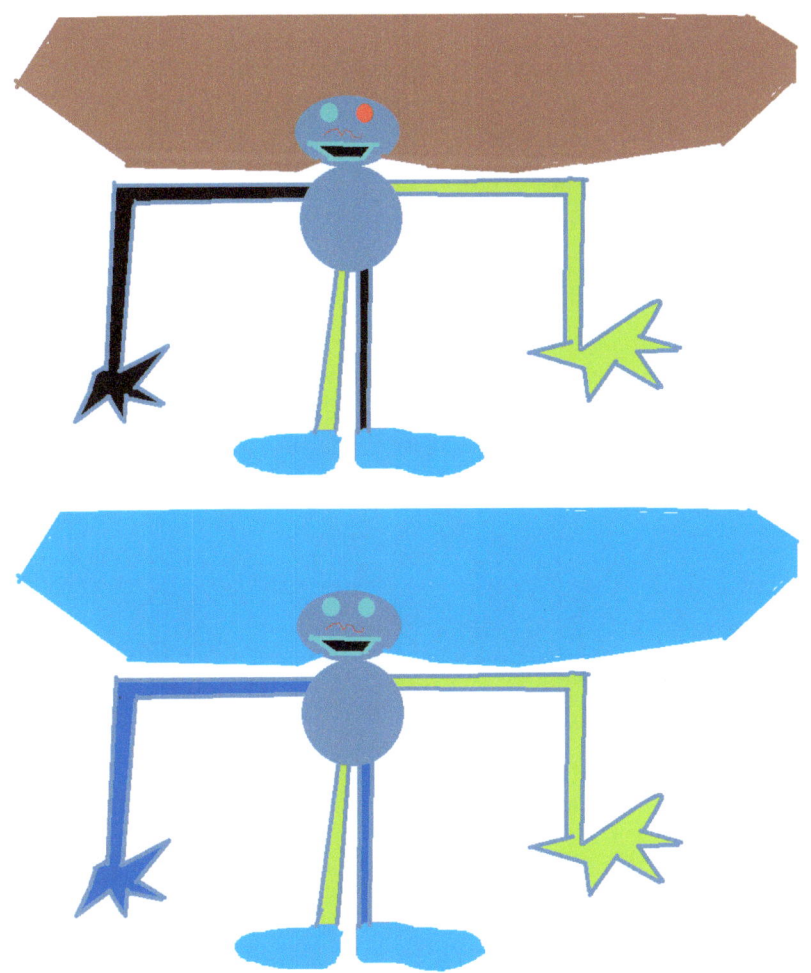

CHAPITRE 5 fête foraine

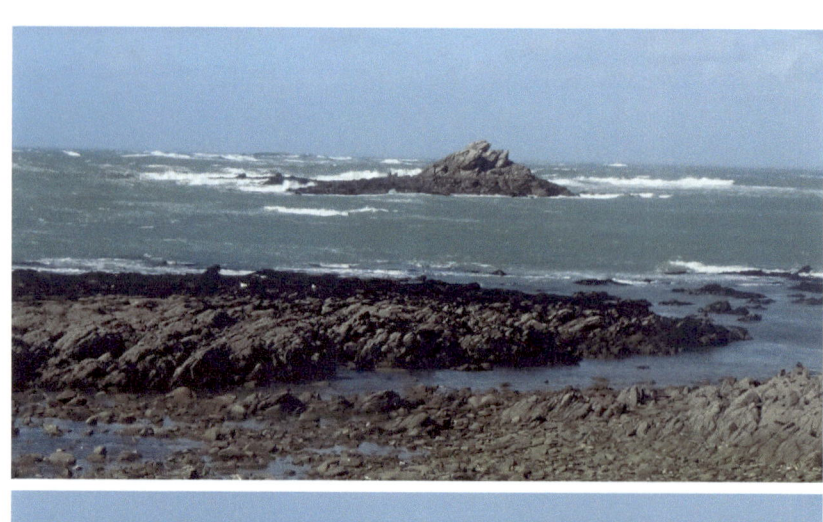
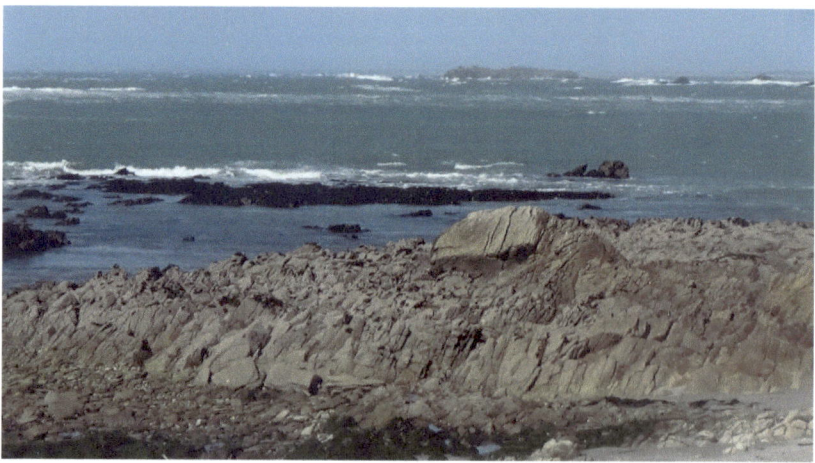

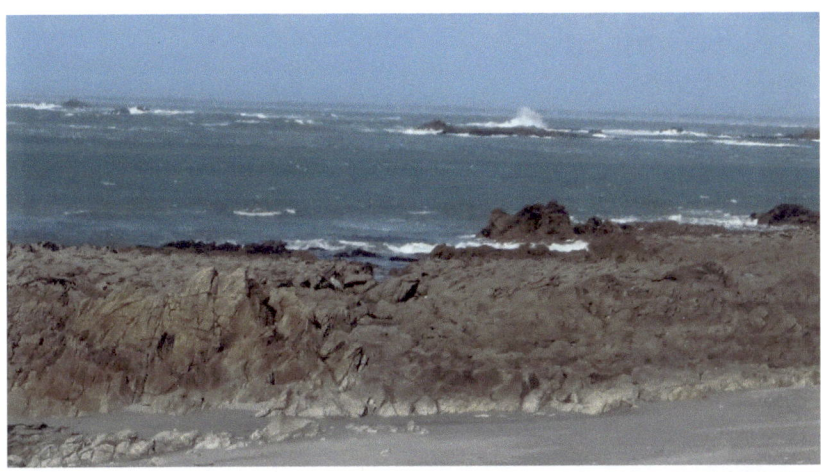

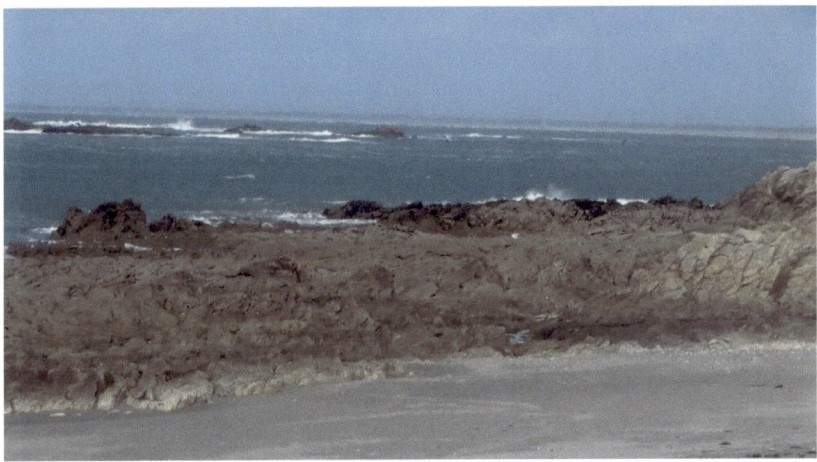

TONTON 1 oui on fait quoi
 Aujourd'hui on va à la fête foraine?
Bonne idée ça change de la plage
 pas contre vous ne mettez pas
de pièces dans les machine a
sous pas question généralement
 ils réglés les machine pour
vous faires dépensé des somme

gigantesque et vous garnier en général à la 100 ième partie.DIT tonton 2 comment tu sais tout ça.TRÈS simple p'tit diable numéro 2 ici aussie ça m'arrive de régler le robot de la borne d'arcade surtout quand il ya 2 mauvais joueur allée on.Y va et les ancienne bogne sont enfin réparé donc vous s'être invité à vous en servir

www.ingramcontent.com/pod-product-compliance
Lightning Source LLC
Chambersburg PA
CBHW040306220526
45473CB00002B/599